LES ODEURS

DE

MONTAUBAN

~~~

LE RUISSEAU LAGARRIGUE

CONSIDÉRÉ

AU POINT DE VUE DE LA SANTÉ PUBLIQUE

~~~

MONTAUBAN,

IMPRIMERIE ET LITHOGRAPHIE GUILLAU,

Place Saint-Jacques.

1882.

LES ODEURS

DE

MONTAUBAN

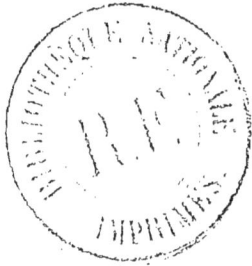

LE RUISSEAU LAGARRIGUE

CONSIDÉRÉ

AU POINT DE VUE DE LA SANTÉ PUBLIQUE

MONTAUBAN,

IMPRIMERIE ET LITHOGRAPHIE GUILLAU,

Place Saint-Jacques.

—

1882.

LES ODEURS DE MONTAUBAN

Le Ruisseau Lagarrigue
considéré au point de vue de la santé publique.

> On croit généralement que l'hygiène publique
> prenant son point d'appui sur les sciences
> physiques, a pour but de conserver la santé
> des populations ; on se trompe : cette branche
> de la médecine n'existe pas, et il faut chercher
> la véritable hygiène dans les livres cabalisti-
> ques et dans les vieux grimoires.   X.

Etes-vous passé quelquefois sur le Fort ou sur le Pont de
la rue Lagarrigue, sans parler d'autres lieux, et principale-
ment pendant les mois chauds et caniculaires ? Si vous y êtes
passé, je n'ai qu'à réveiller vos souvenirs à cet endroit pour
reconnaître vos impressions aux contractions de vos narines
et à votre bouche fermée comme avec un cadenas. — Cette
Dame d'un certain embonpoint qui passe très rapidement sur
l'un de ces ponts, et qui croit éviter ou du moins atténuer par
ce moyen ce que ces odeurs ont d'acre et de fétide, ignore que
les muscles inspirateurs de sa poitrine développent une plus
grande puissance d'assimilation, et qu'elle avale tout jusqu'à

la plante des pieds, comme dirait le Coupeau de M. Zola ; Cette autre plus jeune et d'une coquetterie recherchée étale un mouchoir parfumé d'ambre ou de patchouli, et se persuade que ces odeurs vont neutraliser les vapeurs malfaisantes du ruisseau ; elle se trompe encore : ce mélange ne les dénature pas et leur laisse quelque chose qui n'a de nom dans aucune langue. Pourquoi ne pas citer un fait qui m'est personnel ?

Au mois de septembre de l'année dernière, j'aperçus sur le pont du Ruisseau, à l'entrée des Bains, une femme tenant un enfant dans ses bras qui présentait tous les signes d'un véritable narcotisme avec vomissements ; l'air ce jour-là était plus infecté qu'à l'ordinaire ; Je conseillai à cette femme de porter au plus vite cet enfant sur la promenade du Plateau ; elle suivit mon conseil et un effet salutaire ne se fit pas très-longtemps attendre, puisque depuis cette époque elle me regarde comme un....sorcier. — Je lui en fais mon sincère compliment.

Impossible d'échapper à ces émanations qui se transforment aux diverses heures de la journée, mais d'abord qu'elle est leur nature ? de quels éléments sonte-lles composées ? d'où émergent ces produits hétérogènes qui leur donnent cette acreté et ce piment aérien qui vous saisit à la gorge et ne vous quitte que longtemps après ?

Pour un chimiste, c'est la production lente d'un acide appelé acide Butyrique et d'autres acides gras votatils avec formation de carbonate d'ammoniaque en excès.

Pour un élève de M. Pasteur, c'est la formation d'insectes microscopiques, microbes ou bractéries, en nombre d'autant plus considérable que la température est plus élevée, et pour un Montalbanais de vieille roche qui aime sa ville jusque dans ses tares, comme Montaigne aimait Paris : ce sont des odeurs supportables et qui, mêlées aux produits de la tannerie, ne sont pas malsaines.

Malgré ces appréciations plus ou moins naturelles ou fantaisistes, on trouve qu'il y a là une question sérieuse et d'une importance capitale au point de vue de la santé publique. — Une idée nous a toujours frappé : c'est que dans les pays sains ou réputés tels, c'est-à-dire que les grandes épidémies n'ont fait qu'effleurer, on s'occupe fort peu d'hygiène et qu'on vit au milieu de l'infection comme le poisson dans l'eau. Nous avouons franchement, et cet aveu ne nous coûte pas, que la ville que nous habitons est au point de vue de son altitude, des horizons splendides qui l'entourent, une des premières de la zone méridionale ; Michelet dans son livre intitulé : la *Montagne*, dit : la belle, grande et riche plaine, (je crois la première du monde) ; mais comme dit le Poête :

> Un ver s'est engendré dans son sein lentement,

et ce ver n'est autre chose qu'un ruisseau infect dont nous allons parler, — Etudions-le dans son ensemble et surtout dans ses parties les plus contaminées. Qu'est-ce qui nous frappe d'abord ? Quel est le point essentiel sur le quel doit porter toute l'attention de l'hygiéniste ? C'est de savoir si l'eau de ce ruisseau est oui ou non stagnante ; si par le fait du barrage mobile qu'on observe, quelques mètres avant son entrée dans le Tarn, la stagnation peut être invoquée, et s'il en est ainsi, il n'est pas besoin d'être un savant eu *us* ou en *œ* pour connaître les dangers d'une eau qui ne circule pas et qui croupit.

Au 18e siècle, un poète de nos contrées, célèbre par une strophe immortelle, n'a-t-il pas dit en parlant d'un étang qui répandait des fièvres putrides dans les lieux circonvoisins :

> Qu'arrive-t-il ? Un noir limon
> Trouble bientôt l'onde enchaînée :
> Cette onde se tourne en poison.

Ce qui veut dire dans le langage ordinaire et sans marcher toutefois sur les traces de M. de la Palisse, que la stagnation des eaux sur une grande surface peut produire dans certaines circonstances données les maladies infectieuses les plus graves. Ce premier point établi, nous nous trouvons en présence d'une cause bien plus sérieuse encore, s'il est possible : nous voulons parler de l'effondrement du béton dans certaines parties de ce ruisseau, effondrement qui a donné passage à une grande quantité de matières végéto-animales avec formation de vrai purin. L'accumulation de ces matières avec prédominance des produits azotés, explique la nature des émanations qui sont dans certains moments nauséabondes où plutôt, ressemblent quant aux effets, à une eau de macération anatomique. — Est-il bien nécessaire maintenant de passer en revue les corps animalisés ou fermentés que ce ruisseau renferme? Est-il bien nécessaire d'énumérer les plantes qui croissent autour de ce vrai purin et que nous avons recueillies? Nous ne le pensons pas et cela nous conduirait plus loin que nous ne voudrions; mais n'est-il pas vrai, il n'y a pas un habitant un peu... nerveux qui ne l'ait constaté, que lorsque le méphitisme sous l'influence de la chaleur est arrivé à son summum d'intensité, on observe des plaques de plusieurs formes, revêtant des couleurs verdâtres ou jaunâtres à la surface desquelles on voit sourdre des gaz en abondance. Est-ce une illusion de nos sens abusés? Ou bien ceux qui ont fait cette remarque bien avant nous, ont-ils vu au lieu de gaz, des farfadets, des esprits ailés ou des sylphes? — Il serait injuste cependant de ne pas rendre hommage, à ceux qui cherchent à améliorer notre bien être physique, et nous reconnaissons qu'on a fait des travaux considérables pour l'embellissement et dans une certaine mesure pour l'assainissement de la cité: Jeter des maisons par terre pour faire circuler l'air dans des quartiers souvent contaminés; c'est bien, très-bien: faire venir l'eau en plus grande abondance, c'est encore bien, mais tout cela est peu de chose en présence de la cause miasmatique que notre devoir est de signaler. Qu'on y prenne garde! S'il est un fait acquis à la science, c'est le transport des miasmes loin du foyer de l'infection: qu'on n'oublie pas que nous avons trois mille hommes à nos portes, dans un beau casernement, il est vrai, ce qui n'empêcherait pas l'ennemi invisible d'y entrer et d'y séjourner.

Ce n'est pas tout, et il y aurait encore bien des choses à dire si nous voulions parler des fièvres muqueuses, que le peuple nomme moqueuses sans doute par antiphrase, et qui correspondent à la fin de l'été et au commencement de l'automne; c'est alors que la sécheresse prolongée donne aux gaz délétères une puissance d'assimilation que l'on fait bien d'éviter en courant aux champs.....si on le peut.

Avant de conclure et pour donner plus de force à ce que nous venons de dire, nous citerons quelques mots d'un Parisien pur sang, savant à ses heures, qui était venu passer quelques jours au milieu de nous: les odeurs aux environs des dépotoirs de Paris, disait-il, sont plus fortes mais elles sont plus franches (il faisait allusion au purin); vos variations atmosphériques vous sauvent; une sécheresse de 30 jours pendant les fortes chaleurs et vous la danseriez! — Pour nous résumer, il faut donc si l'on veut délivrer la ville de ce cloaque: 1° faire disparaître le purin en rétablissant le béton (il est bien entendu que l'enlèvement du purin ne peut se faire qu' en temps opportun et après avoir consulté le conseil de salubrité); 2° favoriser la circulation des eaux en donnant au terrain une déclivité plus marquée et en veillant sur le barrage; 3° couvrir enfin le ruisseau dans son entier. — En présence de ces signes léthifères, comme disaient les anciens, nous croyons qu'il faut plaider la cause de tout le monde : des forts, des faibles et aussi des anémiés, race qui pullule depuis quelques années. Nous nous arrêtons là.

Tant que cette cause de contamination n'aura pas disparu on n'a pas le droit de dire que la ville est saine et que l'air que nous respirons, ce *pabulum vitæ*, y est pur. — Après cela, on peut dire que nous avons assombri à plaisir le tableau, nous n'y contredirons pas ; nous nous contenterons pour toute réponse et comme conclusion d'imiter deux vers d'un grand poète qui semblent s'appliquer a la situation présente :

> Bah ! le rêveur, il vit dans le miasme ;
> Soit ! et le Typhus aussi.

Dr E. LIMAYRAC.

Médecin-major de 1re classe en retraite.

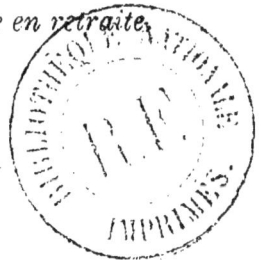